DE

L'ASTHME

PRÉTUBERCULEUX

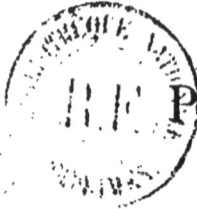

PAR

Le Docteur A.-E.-E. REBOUL

L. R. C. P. and S., Edin.

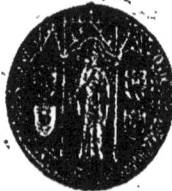

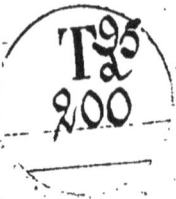

DE

L'ASTHME

PRÉTUBERCULEUX

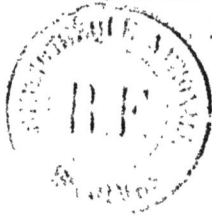

PAR

A.-E.-E. RÉBOUL

DOCTEUR EN MÉDECINE

L. R. C. P. and S., Edin.

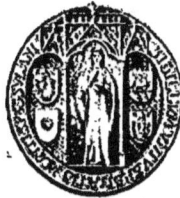

MONTPELLIER

IMPRIMERIE G. FIRMIN, MONTANE ET SICARDI

Rue Ferdinand Fabre et quai du Verdanson

—

1904

A MA CHÈRE FEMME

A MES MAITRES

A MES PARENTS

A MES AMIS

DE FRANCE ET D'ÉCOSSE

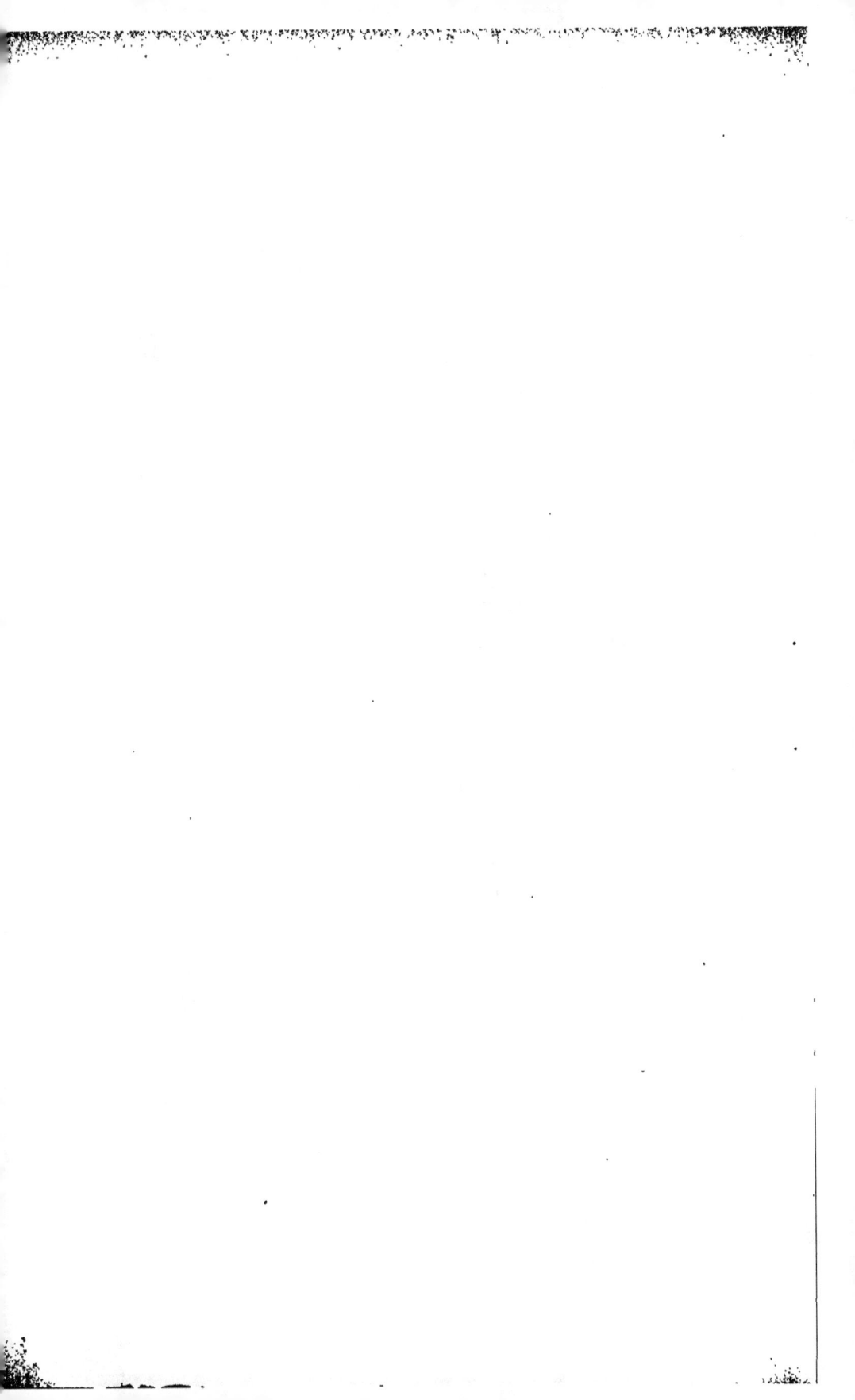

AVANT-PROPOS

Au moment de quitter cette glorieuse Université de Montpellier, à laquelle, après quelques mois seulement, nous nous sentons attaché si fortement, nous ne savons comment exprimer à tous les maîtres qui nous y ont accueilli notre profonde gratitude pour leur bienveillance et leurs bontés à notre égard.

Après de longues années d'études de médecine à Édimbourg, notre retour dans cette Université française nous a paru comme un retour d'enfant prodigue ; de tous côtés des mains de bon accueil se sont tendues vers nous, et chaque jour nous avons vu croître notre dette de reconnaissance envers nos nouveaux maîtres.

Aux cliniques médicales MM. les professeurs Grasset et Carrieu nous ont reçu avec une bienveillante courtoisie dont nous ne saurions trop les remercier ; dans les salles de chirurgie MM. les professeurs Forgue et Tédenat nous ont de toutes manières témoigné leur sollicitude. Puis, lorsque le moment est venu de mettre au jour ce travail, nous avons eu de tous une ample moisson de documents, de précieux renseignements, d'utiles avis dont notre inexpérience avait grand besoin, et MM. les professeurs Ducamp, Rauzier, Sarda et Vires nous ont puissamment aidé à mener à bien notre entreprise. Nous les prions de vouloir bien agréer ici l'hommage de notre profonde gratitude.

Et qu'il nous soit permis aussi, par delà le temps et l'espace, d'adresser l'expression de notre très grande reconnaissance aux maîtres qui ont guidé nos premiers pas, à nos professeurs des Collèges de Médecine et de Chirurgie et de l'Université d'Edimbourg. Et tout d'abord, il nous est doux de nommer M. le professeur Alex. James, ami bienveillant autant que maître vénéré, que nous avons toujours trouvé prêt à nous éclairer de ses conseils ; et M. le professeur Th. Shennan, dont nous avons eu l'heureuse fortune d'être le « class assistant » et qui nous a, en camarade presqu'autant qu'en professeur, initié aux mystères de l'anatomie pathologique et de la bactériologie.

Parmi ceux de nos maîtres qui ont à notre reconnaissance des titres tout particuliers nous citerons aussi : MM. les professeurs Berry Hart, Bruce, Byrom Bramwell, Fordyce, Simpson, qui ont aplani pour nous les sentiers de la médecine et de l'obstétrique ; MM. les professeurs Caird, Cathcart, Cotterill, Wallace, chirurgiens éminents dont les leçons nous ont conduit au port ; j'en passe et des meilleurs, sans doute, mais ma gratitude n'en oublie aucun.

A mes anciens camarades d'études, qui ont mainte fois facilité une tâche souvent bien ardue pour l'étranger que j'étais, à tous ceux qui ont contribué à me faire aimer ma seconde patrie, à tous mes amis d'Ecosse enfin, j'adresse ici un souvenir ému d'affectueuse reconnaissance.

INTRODUCTION

> « Lorsqu'une opinion me plaît
> qui ne peut trouver créance en
> l'esprit d'autrui, je suis fort
> éloigné de penser que la mienne
> soit la plus véritable. »
> GASSENDI.

Une question de terminologie nous préoccupe au moment où nous commençons à rédiger ce travail ; et c'est sur ce point que nous voulons attirer dès l'abord l'attention. Devrions-nous intituler notre étude asthme tuberculeux ou asthme prétuberculeux ?

Le premier qualificatif, plus paradoxal parce que plus vague, nous paraît précisément par trop vague. En effet, nous ne nous occuperons pas ici de l'asthme tuberculeux proprement dit, c'est-à-dire de l'asthme ou des faux asthmes qui surviennent au cours d'une tuberculose pulmonaire. Ces asthmes divers, ces crises asthmiformes sont connus et ont été étudiés à maintes reprises, et nous en possédons par devers nous plusieurs observations fort intéressantes que M. le professeur Bard, de

Genève, a bien voulu nous envoyer récemment : tantôt c'est un asthme aux allures bien franches qui survient chez les tuberculeux, chaque nuit, à heures fixes, après une quinte de toux ; tantôt ce sont les crises asthmiformes toxialimentaires qui se produisent chez certains tuberculeux suralimentés à la viande crue ; tantôt enfin ce sont des crises d'asthme symptomatique, dans les cas de névrite du pneumogastrique, lorsque les noyaux de tuberculose fibreuse, en enserrant les branches terminales de ce nerf, provoquent mécaniquement dyspnée et asthme (troubles qui d'ailleurs ne se manifestent qu'à une période avancée ou relativement avancée du processus tuberculeux et jamais au début). Toutes ces formes d'asthme ou de faux asthme sont des épiphénomènes et on a certes le droit de les qualifier, comme on n'a pas manqué de le faire, d'asthme tuberculeux.

Aussi, pour définir exactement le but de notre travail dès le début, – dès le titre — avons-nous rejeté ce qualificatif, pour adopter en définitive celui d'asthme prétuberculeux. L'asthme prétuberculeux, que nous allons étudier ici, n'est pas un épiphénomène, c'est un premier symptôme de tuberculose ; c'est une première phase de la maladie, qui non seulement précède une deuxième phase plus grave, mais encore est aussi inséparable de la maladie elle-même que l'aura, par exemple, de la crise épileptique.

Après un aperçu historique de la question des rapports

de l'asthme et de la tuberculose, nous exposerons quelques opinions actuelles sur notre sujet; puis, nous aidant des observations que nous avons recueillies, nous nous efforcerons de montrer l'enchaînement des phénomènes, leur évolution et leur mécanisme.

DE

L'ASTHME

PRÉTUBERCULEUX

CHAPITRE PREMIER

HISTORIQUE

« On a longtemps admis l'antagonisme de l'asthme et
de la tuberculose, écrit Brissaud, dans son article du
Traité de Médecine (1). L'asthme, disait-on, est un
brevet de longue vie ; c'est une maladie d'un autocratisme
absolu, qui ne supporte les empiètements d'aucune autre.
Il y a du vrai dans cette métaphore, mais les faits lui
donnent de nombreux démentis. Assurément certains
sujets semblent réfractaires à la tuberculose ; si les
asthmatiques sont de ceux-là, le mélange héréditaire des
deux diathèses diminue leur résistance. G. de Mussy, le
premier, l'a démontré par de frappants exemples. Tantôt
l'asthme préexiste et la tuberculose suit ; tantôt la tuberculose commence et l'asthme vient s'y ajouter.

(1) Traité de Médecine, vol. VI.

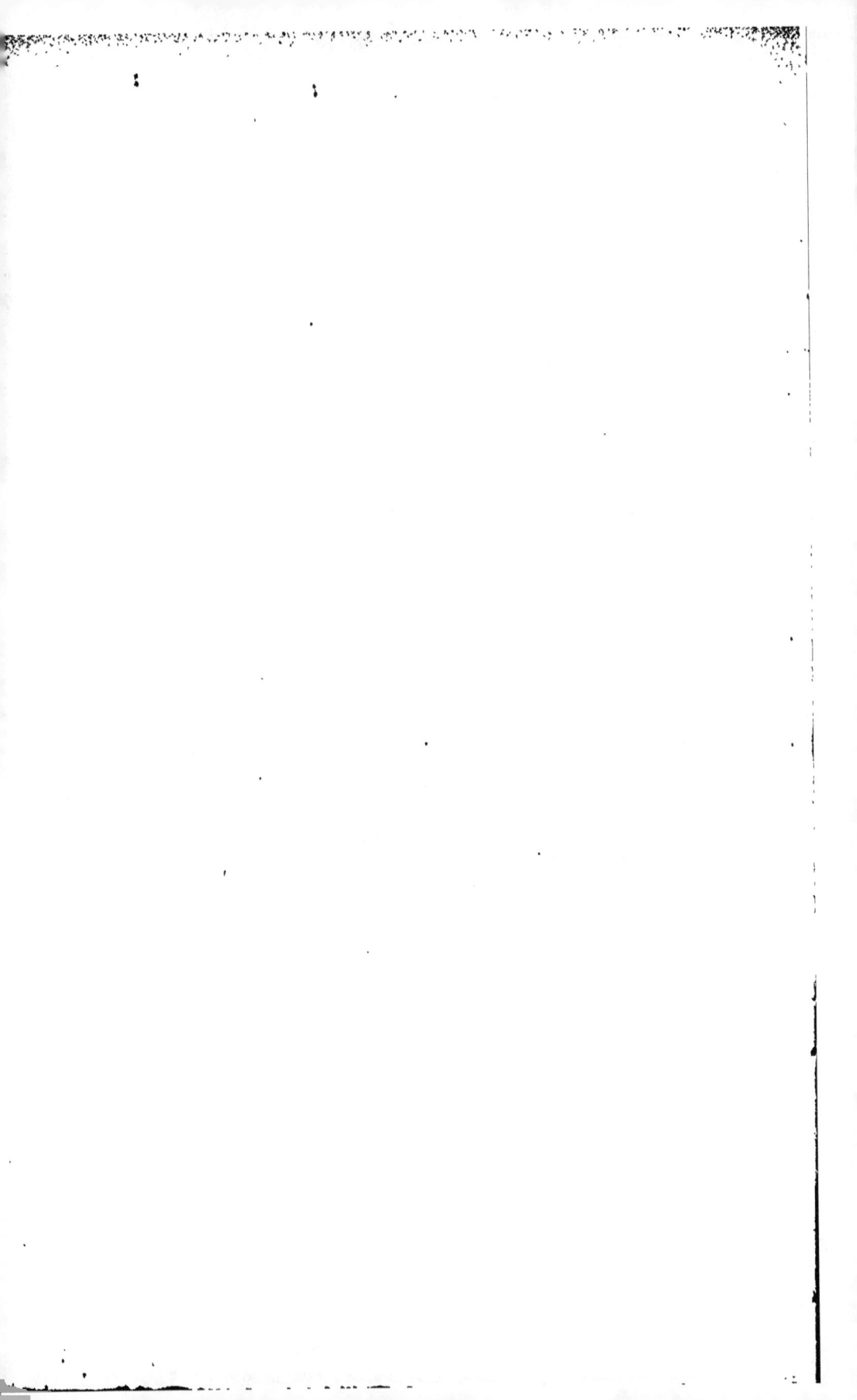

» Dans le premier cas, l'accès en s'effaçant laisse toujours quelques vestiges de son passage ; une dyspnée régulière accompagnée de poussées fébriles inaugure les symptômes de phtisie. Dès lors, les crises asthmatiques se font plus rares et elles perdent de leur franchise. »

Ces quelques lignes de Brissaud que nous citons à dessein ici, dès le début de notre étude, nous semblent résumer fort justement et impartialement l'état actuel de la question si discutée de l'antagonisme entre l'asthme et la tuberculose.

Parmi les auteurs qui se sont occupés de cette question, il s'est formé deux camps adverses et bien distincts : les uns, considérant surtout l'asthme comme une manifestation de l'arthritisme, transportent du même coup le problème sur le terrain de l'antagonisme entre l'arthritisme et la tuberculose ; les autres, se libérant des entraves de l'arthritisme, admettent soit l'asthme tuberculeux ou prétuberculeux, soit la tuberculose à forme asthmatique.

Au nombre des partisans de l'antagonisme nous citerons, avec le regret de ne pouvoir nous arrêter plus à loisir sur leurs études, nos Maîtres de Montpellier : MM. les professeurs Sarda et Vires (1), M. le professeur Grasset (2), Salager (3), Raucoule (4), de Montpellier aussi. Puis Musgrave (5), Pidoux (6), Guéneau de

---

(1) Sarda et Vires. — Mémoire publié dans la « Revue de la Tuberculose » du 15 juillet 1894.
(2) Grasset. — Leçons cliniques, 1896.
(3) Salager. — Thèse de Montpellier, 1899.
(4) Raucoule. — Thèse de Montpellier, 1899.
(5) Musgrave. — De arthritide anomala.
(6) Pidoux. — Leçons cliniques de Lariboisière, 1855-56.

Mussy (1), Hamernjk (2), Allard (3) et tant d'autres qui appuient leurs opinions d'intéressantes statistiques. Hérard et Cornil ne trouvent que 5 ou 6 rhumatisants sur 160 phtisiques ; Cotton (4) en trouve 6 sur 1,000 ; Pollock, 15 sur 100 ; Latil, 17 sur 200, et Wunderlich 1 seul phtisique sur 108 rhumatisants. On voit, d'après ces énumérations rapides de noms et de chiffres que la forteresse de l'antagonisme est solidement assise et bien défendue.

Dans le camp adverse de nombreux auteurs ont montré, avec de nombreux faits cliniques à l'appui, que certains asthmatiques pouvaient devenir tuberculeux et que des tuberculeux pouvaient avoir de l'asthme.

Germain Sée a publié plusieurs observations tendant à démontrer que la tuberculose peut n'avoir d'autres symptômes de début que des accès d'asthme. Pujade (5) va plus loin, puisque d'après lui la tuberculose peut ne se manifester que par de l'asthme. Schlemmer (6) a vu des asthmatiques, à ascendants héréditaires tuberculeux, qui pendant une période parfois très longue ne présentaient pas de signes cliniques de bacillose mais qui, tout à coup succombaient à une tuberculose rapide. Peter (7), commentant l'opinion de Guéneau de Mussy, écrivait : « L'em-

---

(1) Guéneau de Mussy. — De l'asthme et de la tuberculisation pulmonaire in Archives de Médecine 1864 et Clinique méd., 1874.

(2) Hamernjk. — Pathologie und Therapie.

(3) Annales de la Société d'Hydrologie médicale, 1859.

(4) Cotton, cité par Hérard, Cornil et Hanot in la Phtisie pulmonaire.

(5) Pujade. — Thèse de Paris, 1879.

(6) Schlemmer. — Presse médicale, 1895.

(7) Peter. — Leçons de clinique médicale, vol. II, 1879.

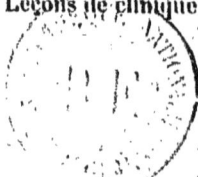

physème, l'asthme qui produit l'emphysème, les maladies du cœur, qui déterminent une congestion passive des bases pulmonaires, toutes ces affections entraînent un amoindrissement de l'hématose et cependant sont en général considérées comme antagonistes de la tuberculisation... mais cette immunité n'a rien d'absolu... il arrive un moment où la respiration énergique des sommets ne compense pas la respiration insuffisante ou nulle des bases, et où l'hématose entre en déficit : alors commence l'inanition respiratoire ; si alors, aussi à cette cause de débilité générale et intime s'en ajoutent d'autres telles que l'inanition par nourriture insuffisante ou malsaine, les excès de fatigue ou de plaisir, etc., voilà la tuberculisation réalisée... C'est ce que M. Noël Guéneau de Mussy a constaté chez certains asthmatiques... Pour les asthmatiques, M. Guéneau de Mussy fait observer que souvent les antécédents héréditaires expliquent cette coïncidence ; que, par exemple, le père est goutteux et asthmatique, et la mère tuberculeuse, ou bien ce sera l'inverse. Le plus fréquemment, dit-il, « c'est l'asthme qui ouvre la scène », c'est-à-dire qui commence l'inanition respiratoire. »

Quant à Landouzy (1), il déclare nettement : « Je pense à l'emploi à faire de la tuberculine chez les asthmatiques, parce que, si le réactif de la tuberculose donnait au moins chez certains d'entre eux une réponse positive, il servirait à fixer la nosographie sur un point important : celui de savoir si l'asthme essentiel est vraiment idiopathique et s'il diffère tant, comme on l'enseigne partout, des accès de dyspnée décrits sous le nom d'asthme symptomatique chez les cardiaques, les urémiques, les neurasthéniques.

---

(1) Landouzy. — Les Sérothérapies.

J'estime pour ma part, que très souvent la tuberculose se cache chez l'asthmatique vrai, réputé le plus franc. Je crois que les asthmatiques vrais sont sujets à des accès de spasmes respiratoires, parce qu'ils ont une épine tuberculeuse, celle-ci conditionnant la névrose pulmonaire au même titre que telles lésions des fosses nasales. »

Enfin, nous noterons ici la statistique du docteur Moncorgé, du Mont-Dore (1), dont les chiffres diffèrent certes beaucoup de ceux cités par les partisans de l'antagonisme :

Statistique de dix années du docteur Moncorgé

Deux cents hommes :

25 étiologie nasale tangible, polypes, hypertrophie des cornets.

6 anciens tuberculeux, cliniquement reconnus, devenus asthmatiques.

4 anciens asthmatiques essentiels devenus tuberculeux.

4 asthmatiques essentiels à antécédents héréditaires tuberculeux non douteux.

80 pas de cause cliniquement reconnue, mais hérédité directe : asthme essentiel, rhume des foins, éternuements paroxystiques.

65 pas de cause cliniquement reconnue, mais ayant comme antécédents héréditaires, soit des eczémateux, soit des migraineux, soit des goutteux.

Cent quatre-vingt-douze femmes :

18 étiologie nasale.

_____

(1) Publiée par Roux, _in_ Thèse de Paris, 1902.

10 asthme des foins.

5 anciennes tuberculeuses devenues asthmatiques.

2 anciennes asthmatiques devenues tuberculeuses.

6 asthmatiques sans causes cliniquement reconnues, mais à antécédents héréditaires tuberculeux non douteux.

45 pas de cause cliniquement reconnue, mais antécédents similaires.

36 pas de cause cliniquement reconnue, mais antécédents asimilaires.

Vingt-cinq garçons au-dessous de 16 ans :

2 adénopathies trachéo-bronchiques nettes.

16 aucune cause cliniquement appréciable, antécédents héréditaires similaires.

4 aucune cause cliniquement appréciable, antécédents héréditaires asimilaires.

Dix-neuf filles au-dessous de 16 ans :

1 adénopathies multiples.

12 aucune cause cliniquement appréciable, antécédents héréditaires similaires.

4 aucune cause cliniquement appréciable, antécédents héréditaires asimilaires.

Cette statistique, sur laquelle nous aurons l'occasion de revenir plus loin, nous présente un total de 27 cas sur 392, dans lesquels il y a eu soit étiologie bacillaire proprement dite, soit des antécédents bacillaires indiscutables.

En terminant ce rapide exposé, nous croyons intéressant de rappeler l'opinion de Trousseau qui considérait l'asthme et la tuberculose comme l'expression d'une même diathèse. Pour lui, des enfants tuberculeux peuvent naître de parents asthmatiques et inversement des parents tuberculeux peuvent donner naissance à des enfants asthmatiques.

A l'étranger, la possibilité d'une relation entre l'asthme et la tuberculose est admise par plusieurs auteurs. C'est ainsi que le professeur William Osler, de Philadelphie (1), note comme premier symptôme possible de tuberculose un asthme avec poitrine sifflante et râles sibilants.

Alexander James, d'Edimbourg (2), considère la tuberculose comme une des terminaisons possibles de l'asthme (3).

Par contre, le professeur Bard, de Genève (4), est nettement opposé aux idées de Landouzy ; il n'admet, comme nous l'avons vu plus haut, que l'asthme par compression, se manifestant à une période avancée ou relativement avancée de la tuberculose, *et jamais au début*.

---

(1) William Osler.—The Principles and Practice of Medicine, 1901
(2) Alexander James. — Lectures on Medicine, Winter Session, 1902-1903.
(3) Bard. — Formes cliniques de la Tuberculose pulmonaire.
(4) Voir aussi à ce sujet Goodhart *in* Allbutt's System of Medicine, Vol. V.

CHAPITRE II

DE L'ÉTIOLOGIE DE L'ASTHME EN GÉNÉRAL ET DE L'ASTHME PRÉTUBERCULEUX EN PARTICULIER

L'étiologie de l'asthme est une question des plus discutées et des plus complexes, et depuis Sauvage, qui admettait dix-huit variétés d'asthme, jusqu'à la médecine contemporaine, on a admis toutes sortes de causes pour expliquer les divers asthmes.

En clinique, sommes-nous autorisé à maintenir toutes ces distinctions et notamment la distinction classique entre l'asthme essentiel et les asthmes symptomatiques? Nous ne le croyons pas, car ces diverses variétés ont trop de points communs.

« Cliniquement, déclare Roux (1) dans les conclusions de sa thèse, on ne peut séparer l'asthme dit essentiel des asthmes dits symptomatiques.

» La dyspnée particulière spasmodique de l'asthme essentiel a été observée dans l'asthme nasal et dans l'asthme cardiaque des artério-scléreux. L'expectoration, la soudaineté de la crise ont été aussi observées dans l'asthme urémique, cardiaque ou nasal. Les pseudo-asthmes, est

_____

(1) Roux, De l'Étiologie de l'asthme. Thèse Paris, 1902

obligé d'avouer Brissaud, revêtent le type de l'asthme
essentiel à s'y méprendre. L'asthme dit essentiel peut ne
se manifester que par une simple dyspnée ou par des
symptômes nasaux, ou par des symptômes qui, comme
l'urticaire, la migraine, ont une étiologie connue.

» Si l'on veut appeler asthme la dyspnée spasmodique
avec ralentissement des mouvements respiratoires, il fau-
dra enlever toutes les autres formes de dyspnée que l'on
rangeait autrefois dans l'asthme. Si l'on n'admet pas
cette conception, on peut prendre le terme d'asthme dans
un sens plus général et désigner sous ce nom la dyspnée,
de la dyspnée la plus simple à la dyspnée spasmodique,
dont l'étiologie est en dehors d'une lésion pulmonaire ou
pleurale, c'est-à-dire une dyspnée causée par voie réflexe,
muqueuse ou cutanée, compression ou lésion bulbaire.

» Nous, nous croyons que l'asthme a une étiologie variée,
qu'il peut être causé par des lésions du nez seules ou du
naso-pharynx ; mais que le plus souvent, en dehors de
l'asthme syndrome de la lithiase biliaire, de la goutte, du
paludisme, d'une affection cardiaque, rénale, utérine, etc.,
il faut rechercher l'étiologie de l'asthme dans une intoxication ou une infection : l'infection tuberculeuse, l'infection gastrique, ou gastro-hépatique, ou gastro-intestinale.
L'asthme d'origine nasale est indiscutable, mais nous
croyons que la plupart du temps la lésion nasale seule est
incapable de produire le syndrome asthme, qu'on ne
peut négliger les phénomènes réflexes de vaso-dilatation
qui se produisent dans la pituitaire, et dont le point de
départ est l'estomac, le foie, les organes génito-urinai-
res, etc. Peut-être c'est par ce premier réflexe que se
produit le second réflexe, l'asthme, le premier produisant
le second par raison purement anatomique chez des indi-
vidus hyperexcitables.

» Nous ne nions pas l'hérédité dans l'asthme. Celle que nous admettons, c'est l'hérédité nerveuse, la docilité de l'élément nerveux périphérique à porter des excitations, la docilité du bulbe à transmettre cette irritation au poumon.

» Après avoir éliminé les asthmes cardiaques, rénaux, le clinicien devra songer à l'asthme nasal et à l'asthme gastrique ; s'il ne trouve rien pour l'expliquer, il devra songer que, pour Landouzy, l'asthme est souvent un symptôme révélateur d'une tuberculose latente.

» L'asthme n'est donc qu'un syndrome. Pour le produire le plus souvent il faut donc la simultanéité de trois éléments, une excitation, souvent une intoxication ou une infection, un système nerveux très sensible. »

Si nous avons ainsi reproduit in extenso ces conclusions de Roux, c'est que, comme nous allons le voir par la suite, leur importance est considérable dans le cas particulier de l'asthme prétuberculeux.

Le point important sur lequel nous nous arrêterons tout d'abord, c'est que les asthmatiques prétuberculeux sont des intoxiqués nerveux. Or, si nous parcourons les observations détaillées plus loin nous remarquerons presque pour tous nos malades une mention spéciale au point de vue nerveux.

Observation I : très nerveux.
—   II : très émotif.
—   III : rien de spécial à part des convulsions à l'âge d'un an.
—   IV : névralgies fréquentes.
—   VI : antécédents personnels et héréditaires bien nets au point de vue nerveux.
—   VII : très nerveuse.
—   X : très nerveux.

Cela nous donne un total de 7 nerveux sur 10 malades, et ce chiffre ne fait que confirmer la théorie de Landouzy : les sujets atteints de cette forme d'asthme sont surtout des tuberculeux nerveux.

Rappelons ici l'intéressante statistique de Moncorgé sur l'état du réflexe rotulien chez les asthmatiques :

Soixante-sept hommes :

Réflexe rotulien très exagéré.		18 fois.	
—	exagéré . . .	30 fois.	
—	normal. . . .	18 fois.	
—	absent. . . .	1 fois.	(ataxique)

Soixante-quinze femmes :

Réflexe rotulien très exagéré.	. .	29 fois.
—	exagéré . . .	34 fois.
—	normal . . .	12 fois.

« Chez l'asthmatique, dit Roux, tout l'arbre respiratoire est en état d'hyperréflectivité ; chaque segment peut être une zone réflexogène de réaction indépendante ou associée. Le réflexe cutané est exagéré. La plupart des asthmatiques, au lever, en quittant la tiède atmosphère du lit pour mettre pied à terre, sont pris de sternutations paroxystiques. Le réflexe cutané sensible, trop excitable, déchaîne le réflexe nasal. Il suffit même, à certains asthmatiques, tout en restant au lit, d'exposer à l'air leurs bras ou leurs avant-bras pour subir des éternuements en séries. »

En ce qui concerne le mode d'intoxication tuberculeuse, la porte d'entrée de l'infection, nous ne savons en somme rien de précis, car il faudrait pouvoir remonter jusqu'à l'enfance de nos malades. Or, la tuberculose, et notamment la tuberculose latente, larvée, se rencontre bien souvent chez l'enfant, à tel point que Landouzy l'a trouvée dans un tiers des autopsies qu'il a faites d'enfants au-dessous de deux ans. Le plus souvent on se trouve en présence de tuberculoses d'origine ganglionnaire ou lymphoïde. Dans le premier cas — origine ganglionnaire, — ce seront surtout les ganglions trachéobronchiques qui seront attaqués : le petit malade pourra d'ailleurs ne présenter des signes de bacillose que longtemps après cette invasion, comme dans le cas cité par Roux : « Nous avons vu aux Enfants-Malades un asthme typique commencer une tuberculose ganglionnaire et nous n'avons découvert les signes cliniques de l'envahissement des ganglions trachéo-bronchiques que quinze jours après l'entrée de l'enfant. » Et ces cas sont d'autant plus perfides que la maladie peut se développer sans produire aucun symptôme appréciable, tout comme la méningite tuberculeuse qui terrasse en quelques jours des enfants pleins de santé.

D'autre part, lorsque la tuberculose est d'origine lymphoïde, ce seront alors les végétations adénoïdes, le tissu lymphoïde rétro-buccal et rétro-nasal qui seront en cause. Nombreux sont les cas dans lesquels, ainsi que Dieulafoy l'a montré (1), la tuberculose produit l'hypertrophie des amygdales et des végétations adénoïdes, nombreux aussi sont les cas dans lesquels on retrouve nette-

_____

(1) Rappelons à ce sujet les si intéressantes expériences de Dieulafoy, qui a inoculé 61 cobayes avec des fragments d'amygdales (résultat : 8 tuberculeux) et 35 autres avec des fragments de végétations adénoïdes (résultat : 7 tuberculeux). Brindel, Mouré, Lermoyez et notre maître Mackensie Johnston en sont aussi arrivés aux mêmes conclusions.

ment une histoire de végétations adénoïdes qui, à la
longue, se sont tuberculisées.

Et si nous insistons à dessein sur ce mode d'origine de
la tuberculose chez l'enfant, c'est que précisément plusieurs des malades qui font l'objet des observations
reproduites plus loin, ont présenté, dès l'enfance, des
phénomènes d'asthme intimement liés aux causes que
nous venons de voir. Moncorgé le déclare bien claire-
ment : « Quelques enfants asthmatiques semblent frappés
d'infantilisme ou sont d'une maigreur effrayante. Ce sont
déjà de vieux emphysémateux et presque toujours, pour
ne pas dire toujours, ce sont des tuberculeux ganglion-
naires à accès répétés. »

Et maintenant une question de haute importance
se pose tout naturellement : notre malade, un nerveux
en puissance d'infection tuberculeuse, va réagir contre
cette infection, et cette réaction se manifestera sous
forme d'asthme ; quel est le mécanisme de cette réaction,
ou comment pourrons-nous l'expliquer ?

Pour nous aider à résoudre cette question, nous rap-
pellerons tout d'abord cette loi bien connue en physio-
logie, d'après laquelle une injection ou une intoxication
est suivie d'une période de surexcitation. Si notre malade
est déjà asthmatique, comme c'est le cas pour la plupart
des malades dont nous donnons ci-après les observations,
cette surexcitation se traduira tout naturellement par une
recrudescence des crises d'asthme déjà existantes.

Si notre malade n'est pas encore asthmatique, nous
pourrons faire intervenir, comme plusieurs de nos observations le montrent, soit l'hérédo-terrain, soit un état
morbide des voies respiratoires supérieures (nez ou naso-
pharynx). Nous aurons ici en effet, comme le dit Roux, la
simultanéité des trois éléments qui suffisent le plus sou-

vent à produire l'accès d'asthme : une excitation, une infection et un système nerveux très sensibles (les deux
premiers facteurs ne faisant qu'un) ; et en vertu du prin-
cipe de moindre résistance, l'accès d'asthme prétuberculeux deviendra explicable.

Chez les malades qui n'étaient pas asthmatiques avant
leur infection tuberculeuse et chez ceux déjà asthmatiques, la période d'asthme prétuberculeux ou de recrudescence d'accès d'asthme pourra durer pendant un temps
plus ou moins long, très variable d'ailleurs, lequel sera
d'autant plus difficile à déterminer que dans l'immense
majorité des cas, il nous sera impossible de fixer la date
de l'infection tuberculeuse. Il est à noter, cependant,
ainsi que cela nous paraît ressortir de l'étude de nos malades, que, dès l'apparition des lésions pulmonaires percep-
tibles, l'asthme prétuberculeux diminue d'intensité pour
disparaître bientôt. Lorsqu'il y a guérison de la tuberculose, l'asthme prétuberculeux pourra réapparaître dans
la suite, comme signe précurseur d'une récidive : dans les
deux cas, si l'on diagnostique à temps, on pourra par un
traitement approprié, empêcher le développement ou la
réapparition de la bacillose.

Nous n'avons pas besoin d'insister, nous semble-t-il,
sur l'état d'infériorité manifeste dans lequel se trouvent
les déjà asthmatiques vis-à-vis de l'infection tuberculeuse :
nos observations I, II, V et X, nous font toucher du doigt
la menace toujours présente chez ces malades ; ces asthmatiques sont, en effet, la proie d'une inanitiation respiratoire prolongée.

« Ces malades, dit Landouzy, sont comparables aux
pleurétiques dont la tuberculose reste stationnaire pendant
un temps souvent fort long, mais n'en est pas moins
menaçante. Il est donc prudent au point de vue de la

contagion possible, de se défier de ces catarrhes avec accès d'asthme, surtout chez des sujets encore jeunes, et qui peuvent sûrement être dus à une forme de tuberculose larvée. »

Il est permis de prévoir, pour un avenir très prochain, la possibilité d'un diagnostic certain par la méthode d'Arloing et Courmont, qui a été si excellemment mise au point pour le clinicien par le mémoire du docteur Lagriffoul (1), publié il y a quelques mois.

(1) Lagriffoul. — Le séro-diagnostic de la tuberculose, revue générale et nouvelle statistique.

OBSERVATIONS

OBSERVATION PREMIÈRE

(Inédite)

(Due à l'obligeance du Dʳ Exchaquet, de Leysin.)

Henri S..., né en 1873.

Hérédité nulle ; première bronchite à six mois ; asthme avec bronchites plus ou moins habituel depuis l'enfance.

Rougeole à six ans et otite suppurée gauche opérée (évidement) il y a quelques années ; oreille droite prise aussi en 1900 ; il en reste des bourdonnements et de la surdité.

L'asthme est très variable suivant l'habitat, rare à Paris, plus fréquent dans certains séjours de campagne, souvent provoqué ou coupé par des déplacements en apparence insignifiants.

En mars 1902, après un hiver passé à Paris avec travail assez fatigant, perte d'appétit et de sommeil, un peu d'amaigrissement, hémoptysie. On reconnaît un foyer de congestion au sommet droit et le malade est envoyé à Leysin.

A l'arrivée (29 mars 1902) : thorax globuleux type, ampliation très faible partout. Vibrations + ; inspiration rude, expiration prolongée ; râles et craquements à la toux au sommet droit (fosse sus-épineuse et en avant jusqu'à la troisième côte) ; à gauche emphysème et obscurité du murmure respiratoire.

Pression artérielle (Potain) 16 1/2 ; pouls 84-90 ; poids 61 kilogr. 200.

Pâle, lymphatique, très nerveux, tendances hypocondriaques très prononcées, etc.

Amélioration locale et générale rapide : l'asthme n'a pas reparu pendant une année de séjour presque continu à Leysin, deux ou trois essais de descente (Lausanne, Chexbres, etc.), ayant fait reparaître l'asthme au bout de quelques jours ou de quelques heures.

On n'a plus trouvé de bacilles depuis le premier examen.

Au départ (avril 1903) : poids 69 kilogr. 300 ; il ne subsiste comme signes physiques qu'une très légère élévation du son à la percussion, expiration un peu prolongée. Pas un craquement depuis des mois.

Revu en août 1904 : mêmes signes au sommet droit ; quelques sibilances expiratoires disséminées. Sort d'une période d'asthme très longue et pénible avec bronchite ; a passé l'hiver en Algérie, sans accidents sérieux, et a été repris d'asthme à la campagne ; gagne l'altitude pour chercher à s'en débarrasser.

OBSERVATION II

(Inédite)

(Due à l'obligeance du Dr Exchaquet, de Leysin.)

Robert C..., né en 1881.

Hérédité ascendante nulle ; un frère aîné tuberculeux guéri depuis 9 ans, après un hiver à Leysin, actuellement bien portant. Troisième de 6 enfants, les autres sains. (Celui qui a été malade est l'aîné des six.)

Emphysème et asthme depuis l'âge de 13 ans, très amélioré après une saison à la Bourboule en 1899. En été 1902, toux, et en juillet, hémoptysie assez abondante, non répétée, sans réaction fébrile ; avait perdu 5 kgs. pendant l'hiver par surmenage. Se soigne après l'hémoptysie ; crises d'asthme fréquentes dès lors avec toux.

Arrive, en octobre 1902, au Sanatorium. Grand, pâle, mais avec poussées congestives de la face; très émotif ; arthritique ; digestions paresseuses. Poids, 58 kgs. 800. Expectore très peu et irrégulièrement ; mais les crachats contiennent des bacilles en proportion moyenne. Peu de signes : voix — vibrations — respiration — à gauche 1/2 sup., avec expiration prolongée et rude sur quelques points ; pas de râles à la toux. Pouls : 84 ; pression artérielle (Potain) : 13 ; périmètre thoracique : 83-87 cm.; ampliation faible partout et surtout à gauche.

L'état général s'amende rapidement : en avril, au départ, le périmètre thoracique est de 87-94 cm. et le poids de 65 kgs. 800 ; la respiration est plus ample partout, encore affaiblie à gauche ; l'expectoration est rare, mais encore bacillifère.

Le malade revient passer l'hiver au Sanatorium ; il n'a eu pendant l'été que quatre ou cinq crises d'asthme, et n'en a pas eu de tout l'hiver ; par contre il a souffert de troubles digestifs fréquents (mais sans symptômes localisés suspects), qui paraissent d'origine surtout nerveuse. Parti dans le même état et avec un poids stationnaire en avril 1904.

OBSERVATION III

(Inédite)

(Due à l'obligeance de M. Ch. Gillouin, assistant au S. P. à Leysin.)

Henri B.., vigneron, 35 ans.

Mère morte à 58 ans d'une méningite tuberculeuse; grand-père mort à 60 ans, asthmatique (?)

Quant aux antécédents personnels, il a eu des convulsions à l'âge d'un an, la scarlatine à dix ans; à 20 ans, un « refroidissement » du côté droit, qui ne l'a pas empêché de faire son service militaire. A noter dans ses antécédents des excès alcooliques (plusieurs litres de vin par jour).

A partir de 24 ans, le malade a eu « le souffle court ». Un médecin, consulté alors pour un accident, aurait été frappé de ce fait, et, après avoir ausculté le malade, aurait parlé d'asthme.

En 1900, apparaissent pendant le jour des accès d'oppression, sans aucun effort qui les explique.

A cette époque, pendant la nuit, à de longs intervalles, accès d'oppression avec chaleur thoracique et sensation de brûlure remontant de l'estomac au pharynx. Ces phénomènes se produisaient assez régulièrement, au dire du malade, la deuxième nuit après des excès alcooliques. Il parvenait à calmer ces douleurs en buvant un peu d'eau fraîche.

En novembre 1900, en même temps que se produisent les premières sueurs nocturnes (voir plus loin) les accès d'oppression pendant la nuit obligent le malade à se lever pour aller respirer — et aussi sans doute chercher de la fraîcheur — à la fenêtre.

A partir de décembre les accès deviennent plus fréquents, au point de se produire une fois par semaine.

En avril 1901 le malade commence à tousser, mais il n'y a pas encore d'expectoration.

En mai, première hémoptysie : bronchite au sommet gauche qui tient le malade au lit pendant un mois. Ensuite il a pu travailler jusqu'en octobre 1901. A cette époque, nouvelle hémoptysie, pleurésie droite d'où séjour de six semaines à l'Hôpital Cantonal de Lausanne. Ensuite le malade travaille très peu, jusqu'en octobre 1902 ; à cette époque, hémoptysies répétées (du 26 octobre à fin novembre presque tous les jours).

Le 15 décembre 1902, le malade arrive à Leysin, où il reste jusqu'au 1er mai 1903 ; il y éprouve une grande amélioration et gagne 15 kilogr.

De mai 1903 à juin 1904, il a pu travailler ; otite moyenne en 1903.

En juin 1904, il est revenu à Leysin, d'où il vient de partir (19 octobre) ayant pris 8 kilogr. (69-77).

Il a pu, pendant son séjour, s'occuper à quelques travaux agricoles. Il n'a plus eu de sueurs nocturnes depuis mai 1901, sauf après chaque hémoptysie ; plus d'accès d'oppression pendant la nuit, ce que le malade attribue à l'habitude de laisser sa fenêtre ouverte. Cependant, il s'essouffle facilement et se fatigue vite.

Actuellement la température est normale, l'appétit bon, la digestion normale. Pouls 80. Rien au cœur. Il n'y avait dans l'urine ni sucre ni albumine, le 6 septembre 1904. A l'auscultation on ne trouve guère que : en avant, expiration soufflante et prolongée à peu près partout ; à droite, en dehors du mamelon, quelques craquements à l'expiration. En arrière : au sommet gauche, de la rudesse à l'inspiration ; à droite, de la rudesse et de l'obscurité au sommet ; au dessous, l'inspiration est prolongée, et dans tout le lobe inférieur, il y a des craquements à l'inspiration.

A noter que le malade se plaint parfois de douleurs articulaires et dit avoir éprouvé de vives douleurs au niveau des muscles grand pectoral et grand dorsal. Le docteur Walther a noté dans le grand pectoral des boules d'œdème Les douleurs musculaires n'augmentent pas par les mouvements.

OBSERVATION IV

(Inédite)

(Due à l'obligeance du Dʳ J. Roux, de Cannes.)

P. W..., commis télégraphiste, 38 ans.

Pas d'antécédents héréditaires. Antécédents personnels : hémoptysies, bronchites prolongées, amaigrissement, toux matinale ; a déjà subi avec succès un traitement antibacillaire qui a fort amélioré ses accès d'asthme ; névralgies fréquentes.

Examiné le 24 novembre 1903, le malade était en proie à un accès d'asthme complet : assis sur son lit, dyspnée intense, faciès typique. A l'auscultation : poitrine sifflante généralisée ; en avant, à gauche et au sommet, inspiration rude et élevée. Submatité au sommet gauche. Le malade expectore abondamment. La tension artérielle est diminuée. On constate un amaigrissement léger. Pas de symptômes d'obstruction nasale ; estomac dilaté. Traitement antibacillaire ordonné. Revu le 12 décembre : la période d'accès (étouffements, siffle-

ments, expectoration) n'a duré que huit jours, alors que
les autres fois elle durait de 12 à 15 jours. Revu le 12
janvier 1904 : le malade n'avait plus eu d'accès jusqu'au
lendemain de Noël ; mais ce jour-là, après un repas copieux
et complexe, il y a eu des accès complets, d'une durée
de trois jours.

Depuis lors, il n'y a plus eu d'accès ; les symptômes
d'oppression, qui autrefois étaient presque continus, sont
maintenant très espacés ; l'expectoration a disparu. Le
poids a augmenté d'un kilog.

OBSERVATION V

(Inédite)

(Due à l'obligeance du Dr J. Roux, de Cannes.)

R. S.., jardinier, 40 ans, est asthmatique depuis sept
ou huit ans. Il dit avoir été opéré, il y a trois ans, pour un
polype du nez ; après cette opération, l'asthme s'était
amélioré et les crises en étaient moins fréquentes. Mais
au bout de quelque temps, « le polype a repoussé », dit
le malade, l'obstruction nasale a reparu et les accès
d'asthme ont repris comme avant l'opération.

Pas d'antécédents héréditaires ni personnels.

Le 27 juillet 1904 il éprouve toute la journée une oppression continue et, le lendemain soir, éclate un accès
d'asthme typique ; le médecin appelé trouve le malade
assis sur son lit, en pleine crise : l'examen révèle des
râles sibilants dans toute la poitrine qui est en état d'expiration spasmodique continue, de la submatité aux deux
sommets et une inspiration très rude à gauche.

Traitement immédiat ; créosote en lavements, lait,

fumigations avec eucalyptus et benjoin, cataplasmes sinapisés sur la poitrine.

Le malade, revu quelque temps après, déclare aller beaucoup mieux ; l'état de crise a disparu et il n'accuse plus qu'une légère dyspnée.

OBSERVATION VI

(*In* thèse de Roux, Paris, 1902)

G. S..., âgé de 10 mois, antécédents héréditaires intéressants : grand-père mort avec le syndrome asthme, à 76 ans, père atteint d'une bronchite chronique d'origine inconnue, mère excessivement nerveuse, un frère mort dans des convulsions.

L'enfant est né à terme, il a été élevé simultanément au sein et au biberon : il vomit avec une très grande facilité. Il a eu plusieurs fois des convulsions et des accès d'étouffement. Ce sont ses seuls antécédents personnels.

A son entrée dans le service, à l'âge de 4 mois, l'enfant présente de la dyspnée ; pas de température.

La poitrine est pleine de râles ronflants et sibilants. On porte le diagnostic d'asthme infantile. L'enfant sort de l'hôpital quelques jours après, amélioré.

Il entre de nouveau cinq mois après. A l'auscultation, on trouve des râles sous-crépitants nombreux et un foyer de broncho-pneumonie ; l'enfant tousse beaucoup. Peu à peu, malgré le traitement, il maigrit et se cachectise. Il meurt trois semaines après son entrée. A l'autopsie on trouve une bacillose généralisée des deux poumons.

Observation VII

(Inédite. — Personnelle)

J. L. S., 35 ans, femme de lettres, jouit d'une bonne constitution et n'a jamais eu de maladie grave. Pas d'antécédents personnels ou héréditaires. Grande, pâle, très nerveuse. En novembre 1903, après des chagrins de famille et de grosses pertes matérielles, elle a été prise de crises d'étouffement, avec toux et expectoration, qui ont fait porter le diagnostic d'asthme bronchique.

Vers le milieu de février, les accès d'asthme sont devenus d'une régularité alarmante pour la malade. Ils surviennent toutes les nuits ou toutes les deux nuits, entre minuit et une heure du matin, présentent toutes les particularités de l'asthme franc (dyspnée, expectoration, etc.) et durent, en moyenne, une heure et demie. Les journées sont bonnes.

A la percussion, on perçoit un léger tympanisme ; à l'auscultation, des râles muqueux dans toute la poitrine, bases comprises ; quelques sibilants disséminés. Pas de perte de poids, pas de fièvre, pas de troubles utérins ni des annexes ; digestion bonne. La malade a, depuis quelques années, une rhinite hypertrophique qu'elle a soignée mais sans succès, et qui ne l'incommode plus guère, car elle a fini par s'y habituer. Légère hypotension artérielle.

Le traitement habituel — iodures, belladone, fumigations variées, etc. — n'a pas donné de résultats appréciables ; le chlorhydrate d'héroïne, que nous avons essayé aussi, a paru conjurer les accès, mais d'une façon tout à fait passagère. Le régime a été aussi léger que possible et fort surveillé.

Vers la fin de mars, la malade accuse subitement un mieux sensible; les crises diminuent de fréquence et d'intensité. A quelques jours de là, elle se plaint de « bouffées de chaleur » la nuit, et de transpirations qu'elle ne croit pouvoir attribuer qu'au climat de Cannes. A ce moment le thermomètre accuse chez elle des élévations régulières de température; un examen approfondi nous révèle une submatité légère, mais bien nette, au sommet gauche, avec respiration rude et expiration prolongée. La toux est peu fréquente et l'expectoration très peu abondante.

Aussitôt nous instituons le traitement de suralimentation et repos méthodiques, avec lécithine etc., et cinq semaines après, notre malade part, très améliorée, pour faire une cure d'altitude.

L'asthme n'a pas reparu depuis les premiers jours d'avril.

OBSERVATION VIII

(Recueillie par Sarda et Vires et publiée par eux dans la *Revue de la Tuberculose* du 15 juillet 1891.)

P. Ch. ., âgé de 75 ans, Salle Saint-Charles, n° 35.

La mère est morte de tuberculose pulmonaire à l'âge de 30 ans; le père, affecté de rhumatisme vague, et les grands-parents ont atteint un âge avancé. De 20 à 25 ans, P. Ch... a souffert plusieurs fois de dyspnées transitoires et a eu des hémoptysies. Grand et maigre, ce malade avait souvent des bronchites, était incapable de se livrer à un travail quelque peu pénible, et c'est pourquoi il avait

— 40 —

embrassé la profession de tailleur d'habits. Pas d'alcool ; pas d'excès génésiques. En 1880, à l'âge de 59 ans, P. Ch... est atteint de rhumatisme articulaire aigu, qui l'oblige à garder le lit pendant trois mois. En 1890, il est admis à l'Hôpital Général pour son emphysème et des crises asthmiformes.

De 1890 à janvier 1893, santé relativement bonne, mais légères hémoptysies. Dans la nuit du 12 au 13 janvier, accès très violent de dyspnée, qui se calme un peu dans la matinée pour reparaître moins intense la nuit suivante.

Le 13, à la visite, nous trouvons le malade dans l'état suivant : Pommettes rouges, presque cyanosées ; langue saburrale ; apyrexie, pouls à 58. Poitrine globuleuse ; creux sus et sous-claviculaires très déprimés à l'expiration, effacés à l'inspiration ; respiration costale supérieure ; courbure antérieure des côtes exagérée ; anhélation. La *percussion* donne de l'hypersonorité avec tonalité élevée en avant et en arrière, au sommet comme à la base. A l'*auscultation*, nous trouvons : expiration très prolongée, inspiration haute dans toute la hauteur ; nombreux sibilants aux sommets à la fin de l'expiration ; ronchus disséminés ; craquements secs et humides aux deux sommets, surtout à droite ; abolition du murmure vésiculaire sur presque toute la hauteur. Bruits cardiaques éloignés.

Bacilles de Koch nombreux.

Le malade crache du sang en assez grande abondance.

Il est prescrit :

1° Ergotine, 5 centigrammes.

Ergot de seigle récemment pulvérisé, Q. S. pour une pilule n° 10.

2° Sirop d'ipéca } ȧȧ 30 grammes.
Sirop de morphine }

Sirop d'écorce d'oranges amères, 60 grammes.

Le 21 janvier tous les phénomènes aigus ont disparu. On note alors aux sommets des signes très nets de tuberculose, tandis que tout le poumon est emphysémateux.

Depuis lors, P. Ch... a joui d'une santé satisfaisante, sauf, par les temps froids et secs, de l'oppression et de légères hémoptysies, qui cèdent rapidement par les pilules d'ergotine. Mais le cœur droit présente une légère dilatation. Il prend, pendant quinze jours de chaque mois, tantôt quelques pilules d'iodoforme et tannin, tantôt quelques centigrammes d'arséniate de soude.

Observation IX

(In Journal de Médecine et de Chirurgie pratiques du 10 septembre 1904. — Clinique de M. le professeur Landouzy.)

... Un malade du service en est un exemple. Cet homme, qui n'offre aucun antécédent particulier à noter, a été pris brusquement, l'année dernière, d'accès d'asthme, survenant ordinairement le soir et ne paraissant pas au premier abord différer notablement des crises d'asthme ordinaire. Ces accès s'accompagnaient d'un peu d'expectoration. A son entrée à l'hôpital, on nota que le thorax avait conservé son aspect ordinaire, sans voussure et était d'apparence physiologique. La percussion indiquait une sonorité tympanique en avant, au niveau du sommet gauche et à ce niveau, à l'auscultation, on trouvait sous la clavicule un léger bruit de taffetas, et de temps en temps, au moment de la toux quelques petits râles humides, alors que du côté droit on n'entendait rien d'anormal. A cela, d'ailleurs, se bornaient les signes d'auscultation.

Quelques jours après, sans raison apparente, le malade fut pris brusquement, au milieu de la nuit, d'une crise d'étouffement avec une orthopnée formidable qui dura deux heures et se termina par de la toux et un peu d'expectoration. Malgré cet incident, c'est à cela que se bornaient les signes d'auscultation et les signes généraux se réduisaient à peu près uniquement aux troubles qui viennent d'être indiqués.

Mais malgré le peu d'importance en apparence des signes locaux, on pouvait conclure qu'un des sommets était déjà touché, et une chose frappait ici, c'était le contraste très grand entre les troubles fonctionnels qui étaient considérables et l'état organopathique qui était très limité. Il y avait eu en somme cinq ou six crises semblables à des accès d'asthme, extrêmement violents, et dans leur intervalle la santé paraissait satisfaisante. Or, malgré cette apparence de santé, on pouvait être à peu près assuré qu'il s'agissait là d'un cas de tuberculose pulmonaire à forme larvée ; cette qualification étant justifiée par ce fait que si on n'avait pas recherché les moindres symptômes avec le plus grand soin, les lésions qu'on a constatées auraient pu échapper à l'attention.

Après avoir éliminé le cœur, le système vasculaire paraissant normal, et les reins, on pouvait croire être en présence d'un cas d'asthme essentiel. Or, M. Landouzy professe depuis bien des années que l'asthme dit essentiel est infiniment moins fréquent qu'on ne le dit, et qu'en dehors de l'asthme symptomatique, les crises d'asthme vrai, essentiel, sont excessivement rares. Et dans les cas où l'on cherche bien on découvre que ces crises sont sous la dépendance d'une épine, et que cette épine est le plus souvent la tuberculose. Les sujets qui sont atteints de cette forme pseudo-asthmatique sont surtout des tuberculeux nerveux. Mais il serait bien difficile de dire pourquoi les accidents revêtent ici la forme paroxystique et pourquoi l'accès dyspnéique est périodique, alors que la cause qui le produit est permanente. Tout ce qu'on sait, c'est que la périodicité des crises se retrouve dans un certain nombre d'états pathologiques où la cause reste permanente : c'est ce qui se produit par exemple dans la tumeur cérébrale qui ne donne des accès épileptiques que de temps en temps.

Quoi qu'il en soit, on peut conclure que cet homme est atteint d'une tuberculose latente, en ce sens que la germination tuberculeuse s'est faite avec le minimum de phénomènes d'infection. C'est qu'en effet il y a des formes essentiellement tuberculeuses qui peuvent ne produire jamais d'accidents d'infection : c'est le cas en particulier de la plupart des tuberculoses locales comme le lupus, les adénopathies tuberculeuses, les grains riziformes, les pleurésies dites *a frigore*, etc. On peut en dire autant de certains emphysémateux, et même de certains asthmatiques dits vrais, qui portent en eux une épine tuberculeuse qui peut ne jamais être suivie de germination.

OBSERVATION X

(Inédite. — Personnelle)

P. N..., 14 ans, est asthmatique depuis plusieurs années, sans que ses parents puissent préciser la date du début de l'affection. Il a toujours vécu à la campagne, dans le nord-est, jusqu'à cet automne, époque à laquelle sa famille, sur le conseil d'un médecin, l'a envoyé à Cannes pour passer quelques mois.

Il est de taille plutôt au-dessus de a moyenne, bien constitué, très nerveux, poitrine bien développée. Il présente le facies adénoïdien classique, et il est porteur de végétations adénoïdes volumineuses. Il est fort intelligent et nous décrit avec exactitude et force détails ses crises d'asthme, lesquelles sont tout à fait typiques et se reproduisent une ou deux fois par semaine, vers le milieu de la nuit.

Un examen approfondi, répété à deux ou trois reprises durant la première quinzaine de janvier, ne nous révèle rien d'anormal, à part un peu d'emphysème.

Vers la fin de janvier, les crises d'asthme devenant plus fréquentes, nous l'examinons de nouveau et nous trouvons des signes bien nets de tuberculose : submatité au sommet gauche en arrière avec zone de matité correspondante en avant, expiration prolongée et soufflante, engorgement des ganglions trachéo-bronchiques. Depuis deux jours il y a une légère élévation de température.

Le lendemain et le surlendemain, même résultat. Nous instituons aussitôt le traitement comme pour un bacillaire : suralimentation, huile de foie de morue, chaise-longue à heures fixes, etc.

Un mois plus tard, il n'y a plus aucun signe stéthoscopique, et cinq semaines après le malade rentre dans sa famille, ne présentant que quelques accès d'asthme fort légers et de plus en plus espacés. Nous l'engageons à aller voir un spécialiste pour se faire opérer de ses végétations adénoïdes, lesquelles, quoique diminuées de volume, n'en sont pas moins une menace pour l'avenir.

CONCLUSIONS

Chez tout malade présentant des accès d'asthme qui ne paraissent pouvoir se rattacher à aucune des causes habituelles de l'asthme (nez ou naso-pharynx), cœur, rein, bronches, utérus, etc., le médecin aura le droit de soupçonner une tuberculose larvée, latente, car la tuberculose peut ne se manifester à son début que par des accès d'asthme, que nous appelons asthme prétuberculeux.

Les malades jeunes, nerveux, porteurs de végétations adénoïdes volumineuses ou de zones d'hypertrophie du tissu lymphoïde rétro-buccal ou rétro-nasal, devront surtout être considérés comme suspects et le médecin aura le devoir de les mettre en observation.

S'il y a des antécédents héréditaires, c'est, avec l'hérédité bacillaire, l'hérédité nerveuse que l'on devra rechercher.

L'asthme prétuberculeux, période de surexcitation qui résulte de l'infection bacillaire, évolue de façon variable suivant que les malades étaient ou non asthmatiques avant cette infection, et les crises tendent à disparaître lorsque la tuberculose entre dans la période d'état.

S'il y a guérison, il est possible que l'asthme réapparaisse plus tard, auquel cas il est le plus souvent l'indice d'une récidive bacillaire.

L'asthmatique jeune, présentant des crises d'asthme depuis longtemps, surtout si la cause de ses accès est localisable dans les voies respiratoires supérieures, sera pour la bacillose une proie d'autant plus facile qu'il aura été pendant plus longtemps, du fait de son asthme, soumis à l'inanitiation pulmonaire.

En présence de ces malades, le médecin devra donc se tenir sur ses gardes et ne jamais perdre de vue la menace constante de l'infection tuberculeuse, et le danger que le malade présente pour son entourage, en raison même du peu d'importance relative que l'on attache communément à l'asthme.

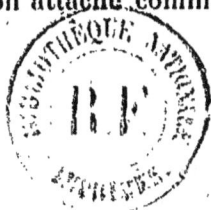

BIBLIOGRAPHIE

Brissaud. — *In* Traité de médecine.

Dieulafoy. — Manuel de pathologie interne.

Goodhart, *in* Allbutt's System of Medicine. Vol. V.

Guéneau de Mussy. — De l'asthme et de la tuberculisation pulmonaire, *in* Archives de Médecine, 1864.

Hérard, Cornil et Hanot. — La phtisie pulmonaire, 1888.

James. — Lectures on Medicine, 1902-1903.

Lagriffoul. — Le séro-diagnostic de la tuberculose, revue générale et nouvelle statistique, 1904.

Landouzy. — Les sérothérapies.

— *In* Journal de médecine et de chirurgie pratiques, 10 septembre 1904.

Osler. — The Principles and Practice of Medicine, 1904.

Pouchet. — Leçons de Pharmacodynamie et de Matière médicale, première série.

Peter. — Clinique médicale, 1879.

Pujade. — Thèse de Paris, 1879.

Roux. — Thèse de Paris, 1902.

Salager. — Thèse de Montpellier, 1899.

Sarda. — Cours de pathologie générale, 1899.

— *In* Comptes rendus des Séances du IVᵉ Congrès de Médecine.

Sarda et Vires. — *In* Revue de la tuberculose, 15 juillet 1894.

Vires. — *In* Gazette des Hôpitaux, 5 juillet 1900.

Woods Hutchinson. — Studies in Human and Comparative Pathology, 1901.

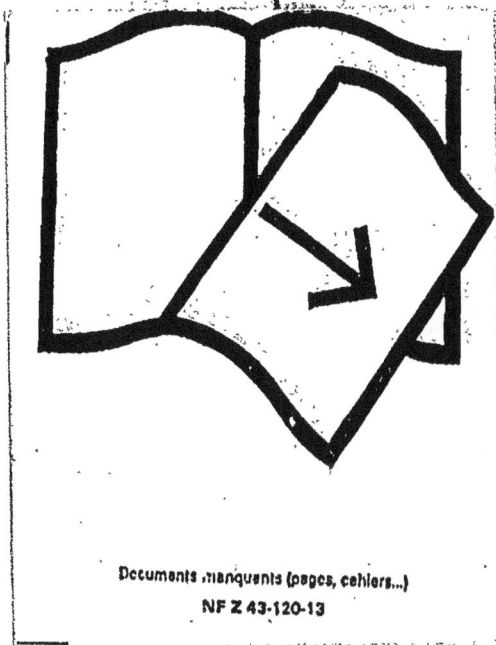

Documents manquants (pages, cahiers...)
NF Z 43-120-13

www.ingramcontent.com/pod-product-compliance
Lightning Source LLC
Chambersburg PA
CBHW071339200326
41520CB00013B/3037